BEI GRIN MACHT SICH IHR
WISSEN BEZAHLT

- Wir veröffentlichen Ihre Hausarbeit,
  Bachelor- und Masterarbeit

- Ihr eigenes eBook und Buch -
  weltweit in allen wichtigen Shops

- Verdienen Sie an jedem Verkauf

**Jetzt bei www.GRIN.com hochladen
und kostenlos publizieren**

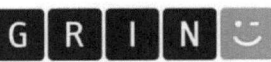

Bibliografische Information der Deutschen Nationalbibliothek:

Die Deutsche Bibliothek verzeichnet diese Publikation in der Deutschen National-bibliografie; detaillierte bibliografische Daten sind im Internet über http://dnb.d-nb.de/ abrufbar.

Impressum:

Copyright © 2008 GRIN Verlag, Open Publishing GmbH
Druck und Bindung: Books on Demand GmbH, Norderstedt Germany
ISBN: 9783640621477

Dieses Buch bei GRIN:

http://www.grin.com/de/e-book/150702/zur-bedeutung-der-gesundheitswissenschaft-fuer-die-pflege-am-beispiel-der

Martin Braun

Zur Bedeutung der Gesundheitswissenschaft für die Pflege am Beispiel der Prävention: Das PRECEDE-PROCEED-Modell

GRIN Verlag

GRIN - Your knowledge has value

Der GRIN Verlag publiziert seit 1998 wissenschaftliche Arbeiten von Studenten, Hochschullehrern und anderen Akademikern als eBook und gedrucktes Buch. Die Verlagswebsite www.grin.com ist die ideale Plattform zur Veröffentlichung von Hausarbeiten, Abschlussarbeiten, wissenschaftlichen Aufsätzen, Dissertationen und Fachbüchern.

Besuchen Sie uns im Internet:

http://www.grin.com/

http://www.facebook.com/grincom

http://www.twitter.com/grin_com

Hamburger Fern- Hochschule

Studiengang Pflegemanagement

Potsdam

Studienfach Gesundheitswissenschaft

Hausarbeit zum Themenkomplex

Zur Bedeutung der Gesundheitswissenschaft für die Pflege

am Beispiel der Prävention:

Das PRECEDE- PROCEED- Modell

Herbstsemester 2007

von

Martin Braun

23. Februar 2008

Inhaltsverzeichnis

1 Erläuterung und Abgrenzung zentraler Begriffe

1.1 Gesundheitswissenschaft und Pflegewissenschaft

Im Zuge der seit Beginn der Moderne immer zunehmenden Individualisierung und Säkularisierung der Weltgesellschaft zeigt sich auch ein wachsendes Interesse an der Erhaltung und Förderung von Gesundheit. Lange Zeit in der Medizin aufgehoben, emanzipierte sich im vergangenen Jahrhundert die Gesundheit von der Krankheit. Eine Konsequenz daraus war die Entwicklung der Disziplin **Gesundheitswissenschaft**, die sich in Deutschland noch im Stadium der Etablierung befindet[1]. So ist selbst die Bezeichnung uneinheitlich: „Um die interdisziplinäre Ausrichtung des Gebietes zu betonen, wollen wir von „Gesundheitswissenschaften" im Plural sprechen" (HURRELMANN/ LAASER 2003, 25). Alternativ wird vielfach auch der internationale Begriff *Public Health* verwendet[2].

Im Gegensatz zur Krankheitsorientierung der Medizin ist Gesundheitswissenschaft bestrebt, „die somatischen, psychischen, sozialen und ökologischen Bedingungen der Gesunderhaltung zu erforschen" (ebd.). Dennoch ist sie organisatorisch häufig in medizinische Fakultäten oder Forschungseinrichtungen integriert[3]. Wo eigenständige gesundheitswissenschaftliche Institute und Fachbereiche existieren, besteht oft eine Verbindung mit der **Pflegewissenschaft**. Diese verfügt über den Standortvorteil, aus ihrer Themenstellung eine gänzlich andere Perspektive als die Medizin entwickeln zu können - anstatt (wie die Gesundheitswissenschaft) Gefahr zu laufen, als Ergänzungswissenschaft mit lediglich anderer Blickrichtung auf Krankheit (im Sinne von Präventivmedizin) aufgefasst zu werden. Dafür tut sich die Pflegewissenschaft allerdings auch schwerer damit, ein eigenes Paradigma zu entwickeln, und sie ist im Hochschulbereich weniger anschlussfähig. Ihr Verhältnis zur Gesundheitswissenschaft ist eines der Un-terordnung, wobei sich beide Disziplinen aufeinander zubewegen (vgl. THIELE/ HOFMANN 2005, 11ff.). „Während die Medizin ihren Schwerpunkt auf die Heilung von Krankheiten gerichtet hat, richtet die Pflege heute ihren Schwerpunkt wieder neu auf die Gesundung und auf die Gesundheit der ihr anvertrauten Personen. Das heißt, dass Prävention und Gesundheitsförderung zentrale und

---

[1] Eine Konsequenz des „Mißbrauch(s) der früheren sozialhygienischen Ansätze im Nationalsozialismus" (HURRELMANN/ LAASER 2003; 27)

[2] Zum Verhältnis von Public Health und Health Sciences vgl. ebd., 30f.

[3] Zu den Vor- und Nachteilen dieser Organisationsform vgl. ebd., 32f.

selbstverständliche Aufgabengebiete der Krankenpflege sind" (BRIESKORN- ZINKE 2004, 14f.).

1.2 Gesundheitsförderung und Prävention

Während **Prävention** auf die Vermeidung spezifischer Krankheiten und Risikofaktoren gerichtet ist, soll **Gesundheitsförderung** zu einem umfassenden Wohlbefinden und Mehr an Lebensqualität beitragen. Gesundheitsförderung ist grundsätzlich an alle Individuen adressiert; Prävention fokussiert gefährdete Bevölkerungsgruppen und bearbeitet ganz bestimmte Themen[4]. Diese Trennung ist allerdings eher analytischer Natur und an den Schnittflächen nicht immer aufrecht zu erhalten[5]. Gesundheitsförderung kann auch „als komplementäres Angebot oder komplementäre Sichtweise zur Prävention" (SIGGEMANN 2000, 720) betrachtet werden.

Definition: „Prävention bezeichnet alle Interventionshandlungen, die sich auf Risikogruppen mit klar erwartbaren, erkennbaren oder bereits im Ansatz eingetretenen Anzeichen von Störungen und Krankheiten richten. Die Interventionshandlungen lassen sich je nach Zeitpunkt des Eingriffs in einer Abfolge von Entwicklungsstufen der Störung in primäre, sekundäre und tertiäre Prävention unterscheiden" (LAASER/ HURRELMANN 2003, 395).

Primärprävention bedeutet demnach Krankheitsvermeidung, *Sekundärprävention* Krankheitsfrüherkennung und entsprechende Behandlung, *Tertiärprävention* Rehabilitation bzw. Vermeidung oder Abmilderung von Folgeschäden.[6]

Neben dieser Unterscheidung nach dem Zeitpunkt lässt sich Prävention auch nach der Zielgröße (Ebene) und der Methode einteilen. Diese Kriterien sollen in der vorliegenden Arbeit verdeutlicht werden. Es wird (am Beispiel der Krebsfrüherkennung) zu zeigen sein, dass der Anspruch der Prävention teilweise mit den Bedingungen der Wirklichkeit kollidiert. Insbesondere soll es um die Frage gehen, ob durch das Auffinden von Berührungspunkten zwischen Pflege und Präventivmedizin diese Kollision abgemildert werden könnte.

---

[4] Zur historischen Herleitung der Unterschiede vgl. BADURA 1992, 44

[5] Auf die Notwendigkeit einer Integration ist verschiedentlich hingewiesen worden, vgl. WALLER [ca. 2002], 6f.

[6] Gesundheitsförderung kann als primordiale Prävention bezeichnet werden, vgl. LAASER/ HURRELMANN 2003, 395

2 Konzepte von Prävention

2.1 Zielgrößen

Die Präventivmedizin steht im Mittelpunkt der **personalen Prävention**. Auf das Verhalten des Menschen und seine Beweggründe sowie Veränderungspotentiale bezieht sich die Gesundheitspsychologie (**Verhaltensprävention**). Die gesellschaftliche Perspektive steht im Fokus der Gesundheitssoziologie: **Verhältnisprävention** fragt nach den Rahmenbedingungen von Gesundheit und Krankheit jenseits des Einzugsbereichs des Individuums.

In der Regel sind im konkreten Fall alle drei Ebenen relevant, wenn es um die Frage nach Grundlagen präventiver Strategien geht. So wird etwa die Entscheidung zur Teilnahme an freiwilligen Früherkennungsuntersuchungen mit der Bereitschaft korrespondieren, im weitesten Sinne die eigene Gesundheit zu schonen und reflektiert mit ihr umzugehen. Allerdings nützt das sensibelste Bewusst-sein des eigenen Gesundheitsverhaltens nicht viel, wenn der Mensch massiv krankmachenden Umwelteinflüssen unterliegt.

Ebenso können in der Praxis die verschiedenen methodischen Ansätze nicht sauber getrennt werden. Die Vielfalt möglicher Herangehensweisen soll im Folgenden aufgezeigt werden.

2.2 Methoden

2.2.1 Gesundheitserziehung und -bildung

Gesundheitserziehung richtet sich an Kinder und Jugendliche und „bezeichnet alle Strategien der Stärkung der Persönlichkeit durch Wissens- und Kompetenzvermittlung, um die Selbstorganisation des Gesundheitsverhaltens und die Gestaltung gesundheitsrelevanter Umweltbedingungen zu ermöglichen" (HURRELMANN 2000, 103). Je nach Ausrichtung wird dabei mehr auf eine *Verhaltenskorrektur* oder eine *Kompetenzförderung* abgezielt (vgl. ebd., 108). **Gesundheitsbildung** ist das entsprechende Konzept für Erwachsene. Beispielsweise gehört zu einer Alkoholtherapie nicht nur der körperliche Entzug, sondern auch die Ausein-andersetzung mit Wirkungsweisen und Folgeschäden, die Reflexion über das eigene (Sucht-)Verhalten und Motivation zur Verhaltensänderung, Chancen der Persönlichkeitsentwicklung zu nutzen und Verantwortung übernehmen zu lernen (vgl. WALLER [ca. 2002a], 16).

Im Vordergrund steht der individuelle und nicht der soziale oder ökologische Kontext, was aus einer kritischen Perspektive als *victim-blaming* verstanden wird (vgl. ebd., 12f.).

2.2.2 Gesundheitstraining

Als **Gesundheitstraining** werden alle personenbezogenen Maßnahmen der Gesundheitsförderung zusammengefasst (vgl. ebd., 21): Meditation und Entspannung (z.B. Yoga), Körperorientierte Selbsterfahrung (z.B. Feldenkrais- Methode), Massage (z.B. Fußreflexzonenmassage), Atemarbeit. Auch wenn hier sicherlich individuelle Präferenzen die größte Rolle spielen, lässt sich Gesundheitstraining für pflegerische Zwecke nutzen, etwa indem Schlafstörungen mit Autogenem Training nach Schulz entgegengewirkt wird.

2.2.3 Gesundheitsselbsthilfe

Gesundheitsselbsthilfe lässt sich unterteilen in individuelle und soziale, letztere nochmals in haushaltsinterne und haushaltsexterne durch Bekannte, Verwandte und ähnliche Personen sowie Gesundheitsselbsthilfegruppen und –organisationen. Zusätzlich fördern Selbsthilfekontaktstellen in unterschiedlicher Trägerschaft die Selbsthilfe. Darüber hinaus sind die Krankenkassen gesetzlich gehalten, sich an den Kosten der Selbsthilfe zu beteiligen (§20 Abs. 4 SGB V).

Für die Pflege ist es oftmals sinnvoll, PatientInnen an Selbsthilfegruppen zu verweisen, um beispielsweise im Rahmen eines Beratungsgesprächs über Kontinenzförderung Perspektiven für das weitere Vorgehen nach dem Klinikaufenthalt aufzuzeigen.

2.2.4 Gesundheitsaufklärung und –beratung

Gesundheitsberatung basiert auf persönlichem Gespräch, um über eine direkte Informationsvermittlung in der Regel eine *Verhaltensänderung* zu bewirken. **Gesundheitsaufklärung** zielt eher auf einen *Einstellungswandel* ab, indem Informationen mit Hilfe von Massenmedien verbreitet werden. Grundlage des Erfolgs ist bei beiden Varianten die Erzeugung von Motivation – durch Sachinformationen, Modellernen oder Apelle an Angstgefühle. Letztere sind wohldosiert einzusetzen: „Massive Angstapelle führen eher … zur Verdrängung und zu paradoxen Reaktionen" (WALLER [ca. 2002a], 5).

Beide Formen können integriert werden, etwa indem eine Pflegekraft ein Gespräch mit einer Diabetesberaterin vermittelt und zur Vorbereitung eine Broschüre über Ernährung bei Diabetes ausgibt.

2.2.5 Präventivmedizin

Primärprävention soll *Risikofaktoren ausschalten*, etwa durch Schutzimpfung[7]. Der Hauptteil der **Präventivmedizin** entfällt auf die sekundäre Prävention. Sie ist grundlegend in den §§25-26 SGB V geregelt und umfasst eine Reihe von Früherkennungsuntersuchungen:

- Humangenetische Beratung, Mutterschaftsuntersuchungen, Vorsorgekuren für Mütter
- Neugeborenenscreening, U1-10, Jugendärztliche Untersuchungen, Untersuchungen nach dem Jugendarbeitsschutzgesetz, Musterungsuntersuchungen
- Prophylaxe von Zahnerkrankungen
- Vorsorgeleistungen nach §23 SGB V
- Betriebsärztliche Untersuchungen, Untersuchungen nach dem Arbeitssicherungsgesetz ASiG
- Gesundheits- Check-up ab 35 Jahren alle 2 Jahre
- Krebsfrüherkennung bei Frauen vom 20. Lebensjahr an (Genitale; Brust und Haut vom 30. Lebensjahr an, Dickdarm vom 45. Lebensjahr an), bei Männern vom 45. Lebensjahr an (Genitale, Haut, Dickdarm, Prostata) (vgl. Krebsfrüherkennungs- Richtlinien A. 1.; FLATTEN 1997, 414ff.). Damit sind bei Frauen etwa die Hälfte und bei Männern etwa ein Viertel aller Krebserkrankungen erfasst (vgl. FLATTEN 1997, 414).

Auffällig ist die geringe Bereitschaft der Bevölkerung zur Nutzung des Krebsfrüherkennungsprogramms. Für Männer wird eine Teilnahmequote von 15% angegeben, Frauen beteiligen sich zu 48% (vgl. WALLER [ca. 2002a], 25[8]).

---

[7] Vgl. Empfehlungen der Ständigen Impfkommission (STIKO) am Robert Koch- Institut, 2007

[8] FLATTEN (1997, 418f.) geht von einer konstanten Teilnahme zu 35% bei Frauen aus. Zur Erklärung der Diskrepanz vgl. Tab. 1

Tab. 1: Teilnahme an Krebsfrüherkennungsuntersuchungen. – Quelle: Altenhofen 2007, 3

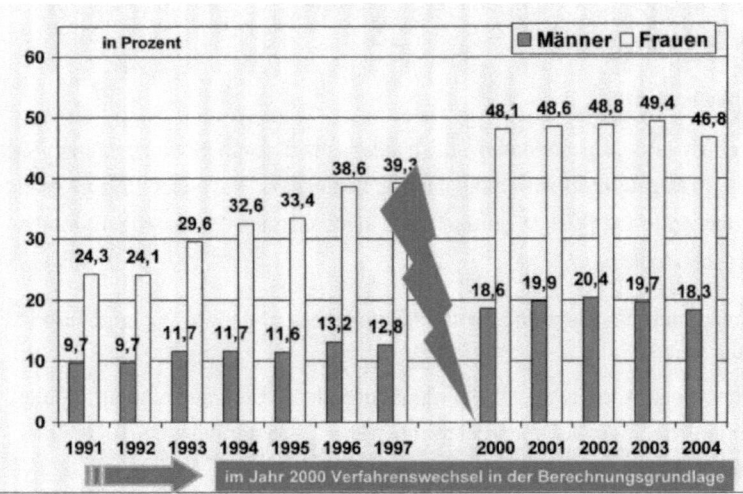

Ein Grund für die hohe Differenz zwischen den Geschlechtern ist die „unterschiedli-che Struktur des Programms und der Altersgrenzen" (FLATTEN 1997, 418), wie Tab. 2 eindrücklich zeigt:

Tab. 2: Teilnahme an Krebsfrüherkennungsuntersuchungen im Jahr 2004. – Quelle: Altenhofen 2007, 2

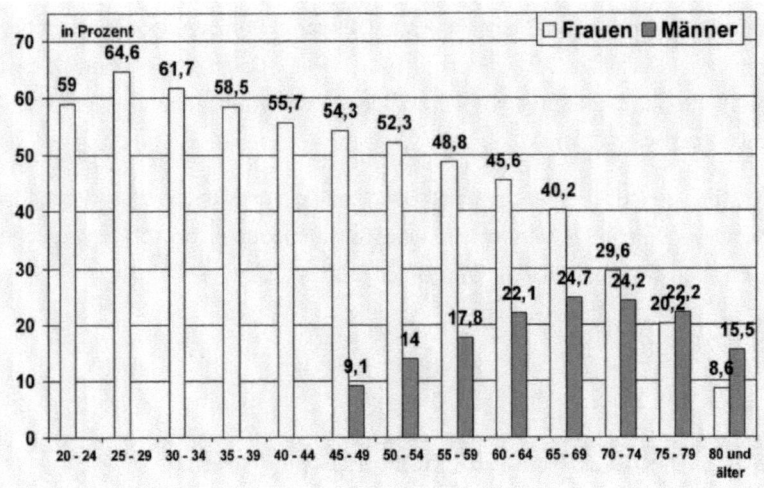

Zusammenfassend lässt sich sagen, dass bei der Krebsprävention „der größte Teil der Risikopopulation nicht erreicht" (KAHL 1999, S165) wird.

2.3 PRECEDE- PROCEED als Präventionskonzept

Die geringe Teilnahme an Früherkennungsuntersuchungen schafft vermeidbares Leid, das die Notwendigkeit einer Verhaltensänderung für Teile der Bevölkerung begründet. Hier liegt eine wichtige Aufgabe für Gesundheits- und Krankenpfle-gerInnen: Sie müssen den Wert von Gesundheit vermitteln. „Gesundheitsrelevante Verhaltensweisen stellen soziale Akte dar, die im jeweilig gegebenen kulturellen Kontext betrachtet werden müssen. Die Annahme, dass Gesundheit für jeden einen hohen Wert darstellt und verhaltensmotivierend wirkt, wird zwar meist vorausgesetzt, aber selten empirisch überprüft" (BENGEL 1992, 79). Folglich taucht sie bei der Nennung von Determinanten der Entscheidung über die Teilnahme an Früherkennungsunter-suchungen häufig nicht auf. Die Einstellung zu und Auffassung von Gesundheit ist etwa den von FLATTEN (1997, 419ff.) genannten Komponenten vorgelagert: Kognitive Komponenten (Kenntnisse über Krebsgefahr, -diagnostik, -therapie); Angst; situative Hindernisse.

Die Vorstellung der Pflege von Gesundheit als nicht nur aktuellem, gegebenem Zustand, der durch Abwesenheit von Krankheit gekennzeichnet ist, sondern als erhaltens- und schützenswertem Gut, das aktiv und prioritär zu beeinflussen ist, verdient mehr Aufmerksamkeit und Verbreitung in der Bevölkerung.

Von den oben vorgestellten Methoden stellen die Präventivmedizin sowie Gesundheitsaufklärung und –beratung und Gesundheitserziehung und –bildung am deutlichsten auf das Ziel einer Verhaltensänderung in diesem Sinne ab, wobei Gesundheitsaufklärung und –beratung eher dem Bereich der Prävention zuzurechnen ist, während Gesundheitserziehung und –bildung am Übergang zur Gesundheitsförderung steht.

Mit **PRECEDE- PROCEED** steht ein umfassendes Modell zur Verfügung, das die wesentlichen Elemente der verschiedenen Strategien integriert und darüber hinausweist, indem es „acknowledges the importance of environmental factors in determining behaviors" (RANSDELL 2001, 277). Gleichzeitig kann es wiederum als Anknüpfungspunkt für pflegerische Konzepte genutzt werden, da es „ample opportunities for the use of multiple theories and methods" (GLANZ/RIMER 2007) bietet. Auf diesen

Charaktervorteil des Modells weisen auch GIELEN/ MCDONALD hin, wenn sie betonen: „PRECEDE- PROCEED ist not a theory per se ... Rather, it provides a structure for applying theories, so that the most appropriate intervention strategies can be identified and implemented" (1997, 360).

Die Union internationale contre le cancer (UICC) betrachtet PRECEDE- PROCEED als „hilfreich für Programme, die das Gesundheitsverhalten ändern und die Exposition gegenüber Risikofaktoren verringern sollen" (2006, 71).

2.3.1 Bedeutung

Das Akronym PRECEDE steht für Predisposing, Reinforcing, and Enabling Constructs in Educational Diagnosis and Evaluation. PROCEED ist zusammengesetzt aus Policy, Regulatory, and Organizational Constructs in Educational and Environmental Development (vgl. GREEN/ KREUTER 1991, 1). Hauptmerkmal des Modells ist die Phasenabfolge, die über verschiedene Assessment- Schritte (Diagnosis) über die Implementation zur Evaluation der einzelnen Assessment- Elemente führt:

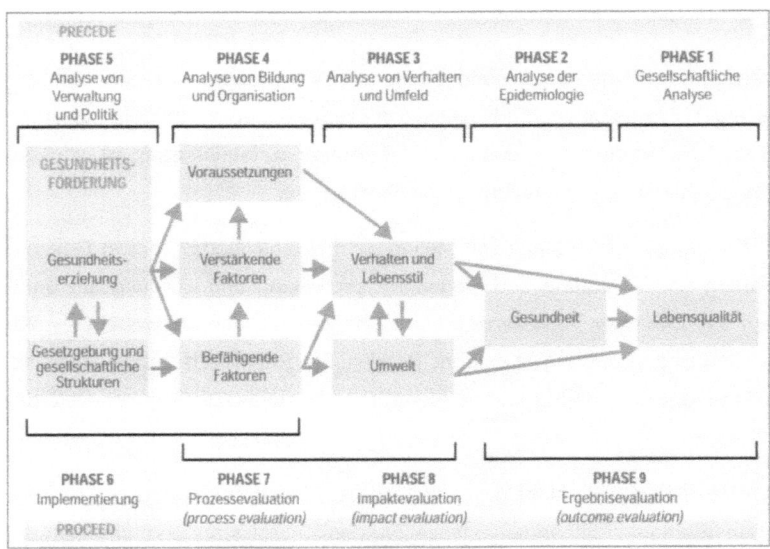

Abb. 1: „Precede- Proceed"- Planungsmodell. – Quelle: UICC 2006, 71

„In summary, the model begins with the outcome of interest and the model is used to design an intervention for achieving the desired outcome" (RANSDELL 2001, 277). "Its overriding principle is that most enduring health behavior change is voluntary in nature. This principle is reflected in a systematic planning process which seeks to empower individuals with understanding, motivation, and skills" (GLANZ/RIMER 2007).

2.3.2 Phasen

Phase 1: Gesellschaftliche Analyse (Social Diagnosis)

Die Anwendung des Planungsmodells beginnt bei der Analyse von allgemeinen Problemen der Zielgruppe. Damit wird bezweckt, „a population specific (and therefore effective) program for behavior change" (RANSDELL 2001, 277) zu entwickeln. Nachhaltigkeit kann nur erreicht werden, wenn ein Programm an den Lebensbedingungen und Einstellungen der KlientInnen, auf die es abzielt, anknüpft.

Dazu gehört ein umfassendes *Assessment*, das objektive Kriterien (zum Beispiel Luftqualität) und Maße der subjektiven Lebensqualität (zum Beispiel Kompetenzen n den Aktivitäten des täglichen Lebens) beinhaltet (vgl. GREEN/KREUTER 1991, 48f.).

Ein Schlüsselbegriff des Konzepts ist *Partizipation*, die die Grundlage für ein Vertrauensverhältnis zwischen den Gesundheitsinstitutionen und den KlientInnen herstellt. Sie werden als Partner betrachtet, die auf einen Informationsaustausch angewiesen sind. Nicht nur müssen VertreterInnen der Programme die Motivation ihrer KlientInnen kennen, umgekehrt müssen letztere umfassend über mögliche Maßnahmen, deren Konsequenzen und Beschränkungen aufgeklärt werden.

Phase 2: Analyse der Epidemiologie (Epidemiological Diagnosis)

In diesem Schritt geht es darum zu bewerten, welche in der ersten Phase identifizierten gesundheitsbezogenen Probleme wie wichtig sind. Dabei wird von meßbaren Befunden ausgegangen, weniger von subjektiven Bewertungen: „[E]pidemiological data suggest the relative importance of the health problems in terms of morbidity, disability, or mortality" (ebd., 90).

Von hoher Bedeutung für die Entwicklung zielgruppenspezifischer Programme ist die Differenzierung dieses Datenmaterials nach Untergruppen mit besonders hohen Risiken nach unterschiedlichen Kriterien wie Alter, Wohnverhältnissen oder verhaltensbedingten Risikofaktoren. Darüber hinaus stellt sich die Frage, welche Probleme besonders vernachlässigt worden sind und welche am ehesten für Interventionen zugänglich scheinen (vgl. ebd., 109).

Zusammenfassen lässt sich diese zweite Phase des PRECEDE- PROCEED- Modells demnach als „the study of distribution and determinants of health and disease" (RANSDELL 2001, 277).

Phase 3: Analyse von Verhalten und Umfeld (Behavioral and Environmental Diagnosis)

Mit der Identifikation eines Problems ist noch nichts über dessen Ursachen gesagt. Dieser Aufgabe widmen sich die nächsten Schritte des PRECEDE- PROCEED- Modells. „The purpose of phase 3 is to identify the behavioral and environmental determinants of (or risk factors for) the health problem selected in phase 2" (GIELEN/MCDONALD 1997, 365).

Zum Zweck der *Verhaltensdiagnose* wird ein „inventory of behaviors" (GREEN/KREUTER 1991, 132) erstellt, das sehr spezifische Verhaltenselemente (zum Beispiel das Einhalten eines Termins zur Rezeptverlängerung) enthält, an denen Präventions- und Gesundheitsförderungsprogramme ansetzen können. Auch hier erfolgt wieder eine Bewertung nach Wichtigkeit und Beeinflussbarkeit.

Dies gilt in noch stärkerem Maße für die vielfältigen *Umwelteinflüsse*. Jeder „environmental factor" führt zu einer „organizational diagnosis" (ebd., 146), aus der umfeldbezogene Planziele abgeleitet werden können.

Phase 4: Analyse von Bildung und Organisation (Educational and Organizational Diagnosis)

Um Veränderungen in Gang zu setzen, werden im nächsten Schritt Ansatzpunkte identifiziert, an denen über Voraussetzungen (predisposing factors), verstärkende (enabling) oder befähigende (reinforcing) Faktoren Einfluss auf Verhaltens- und Umfeldbedingungen ausgeübt werden kann. Dabei gilt am Beispiel der Krebsprävention, dass „behavioral actions – such as ... obtaining annual mammograms – are shaped by *predisposing, reinforcing*, and *enabling* factors, many of which are amenable to

12

change. Environmental factors – such as availability of prevention services, ... and reimbursement for cancer screening – are influenced primarily by *enabling* factors" (GLANZ/RIMER 2007).

Voraussetzungen sind etwa "knowledge, attitudes, beliefs, values, and perceptions that facilitate or hinder motivation for change" (GREEN/KREUTER 1991, 28f.). So kann das Wissen um eine familiäre Vorbelastung die Bereitschaft zur Teilnahme an einer Früherkennungsmaßnahme auslösen.

Befähigende Faktoren sind "psychological/ emotional or physical factors that facilitate motivation to change behavior" (RANSDELL, 2001, 276f.). Für unseren Fall der Krebsprävention ist interessant, dass dazu "available resources, supportive policies, assistance, and services" (NATIONAL CANCER INSTITUTE, 1995, 41) gehören, also auch beispielweise eine fehlende Kostenübernahme.

Verstärkende Faktoren „reward or reinforce the desired behavior change" (RANSDELL, 2001, 276). Ein Beispiel für einen solchen Faktor wäre die Bestätigung, nicht an Krebs erkrankt zu sein.

Am Ende dieser Phase des PRECEDE- PROCEED- Modells sind die Voraussetzungen für zielgenaue verhaltens- oder umweltbezogene Interventionen – je nachdem, welche Faktoren am nötigsten und am einfachsten zu beeinflussen sind - geschaffen.

Phase 5: Analyse von Verwaltung und Politik (Administration and Policy Diagnosis)

Bevor diese Interventionen in die Tat umgesetzt werden können, sind noch einige zusätzliche diagnostische Aufgaben zu erledigen, die die notwendigen Ressourcen und zu überwindende Hindernisse sowie die dazu benötigten politischen Mittel betreffen (vgl. GREEN/KREUTER 1991, 189).

Phase 6: Implementierung (Implementation)

Häufig sind Pflegende mit ihrem direkten Klientenkontakt das letzte Glied in der Implementierungskette; (noch) nicht so häufig sind sie das erste Glied, das Interventionen initiiert, entwirft und plant. GREEN/KREUTER weisen darauf hin, wie wichtig es ist, ein Programm auf die konkreten Bedingungen der AnwenderInnen vor Ort zuzuschneiden sowie die Implementierung zu begleiten, um Fehler zu vermeiden (1991, 205; 227).

Phasen 7- 9: Evaluation

Treten sie dennoch auf, können diese Implementierungsfehler in der ersten Evaluationsphase, der *Prozessevaluation* (Process Evaluation) aufgespürt und somit behoben werden. Ergebnisse der nachfolgenden Evaluationsschritte können vor dem Hintergrund von in der Prozessevaluation festgestellten Programmabweichungen interpretiert werden (vgl. GREEN/KREUTER 1991, 228ff.).

Impaktevaluation (Impact Evaluation) erfasst kurzfristige „changes in factors (i.e., predisposing, enabling, and reinforcing factors) that influence the likelihood that behavioral and environmental change will occur" (NATIONAL CANCER INSTITUTE, 1995, 41).

Die langfristigen Ergebnisse – im Fall eines Krebsfrüherkennungsprogramms etwa Mortalitäts- oder Inzidenzraten – werden im Rahmen der *Ergebnisevaluation* (Outcome Evaluation) untersucht.

14

3. Ausblick

Seit Ende des vergangenen Jahrhunderts hat die Pflege bedeutende und sich beschleunigende Schritte der Professionalisierung unternommen, die einen qualitativen Bruch mit ihrer traditionellen Rolle als Assistentin des Mediziners bedeuten. Damit versetzt sie sich zunehmend in die Lage, in Austausch mit benachbarten Disziplinen wie der Gesundheitswissenschaft eigene Lösungsansätze für die gesundheitlichen Probleme der modernen Gesellschaft zu entwickeln. Dabei muss die Pflegewissenschaft einerseits darauf achten, interdisziplinär anschlussfähig zu bleiben, andererseits kann sie mit neuen Forschungsperspektiven überkommene thematische Grenzziehungen wie im Fall der Prävention und Gesundheitsförderung auflockern. Dabei ist es hilfreich, auf Modelle wie PRECEDE- PROCEED zurückgreifen zu können, die sich ausdrücklich als Sammelstruktur für verschiedene theoretische Konzepte anbieten.

Im Mittelpunkt aller Anstrengungen der verschiedenen Disziplinen muss dabei der Mensch mit seinem Anspruch auf Gesundheit stehen und nicht in erster Linie der auf ein bestimmtes Krankheitsbild reduzierte Patient oder auch der betriebswirtschaftlich interessante Kunde. Dabei kann die Pflege mit ihrer traditionellen Orientierung auf die Ressourcen der zu Pflegenden bedeutende Akzente setzen. Dazu gehört auch, der politischen Öffentlichkeit fachlich fundiert deutlich zu machen, dass die Verhütung von Krankheit und die Förderung von Gesundheit nicht kurzfristig-ökonomisch, sondern vom Blickpunkt der sozialen Zielbestimmungen einer Gesellschaft aus zu diskutieren sind.

Gesetze und Rechtsverordnungen

Krebsfrüherkennungs- Richtlinien, Richtlinien des Bundesausschusses der Ärzte und Krankenkassen über die Früherkennung von Krebserkrankungen vom 26.4.1976 i.d.F. v. 25.5.1994, Bundesanzeiger Nr. 160/25.8.1994

SGB V, Sozialgesetzbuch Fünftes Buch vom 20.12.1988 i.d.F. v. 22.12.2005, BGBl. I S. 3686

Literatur

ALTENHOFEN, L.: Hochrechnung zur Akzeptanz von Gesundheitsuntersuchungen und Krebsfrüherkennungsuntersuchungen bei gesetzlich Versicherten. Online im Internet: URL: http://www.zi-berlin.de/k_frueh_prog/downloads/Akzeptanz_KFU_GU_FOBT.pdf [Stand: 24.10.2007]

BADURA, B.: Gesundheitsförderung und Prävention aus soziologischer Sicht, in: P. Paulus (Hg.): Prävention und Gesundheitsförderung. Perspektiven für die psychosoziale Praxis. Köln: GwG, 1992, S. 43- 51

BENGEL, J.: Gesundheitsverhalten und gesundheitliches Risikoverhalten, in: P. Paulus (Hg.): Prävention und Gesundheitsförderung. Perspektiven für die psychosoziale Praxis. Köln: GwG, 1992, S. 69- 89

BRIESKORN- ZINKE, M.: Gesundheitsförderung in der Pflege. Ein Lehr- und Lernbuch zur Gesundheit. Stuttgart: Kohlhammer, 2004

Empfehlungen der Ständigen Impfkommission (STIKO) am Robert- Koch- Institut, in: Epidemiologisches Bulletin 30/ 2007, S. 267- 285

FLATTEN, G.: Krebsfrüherkennung – Sekundäre Prävention von Malignomen, in: Allhoff, P. u.a. (Hg.): Krankheitsverhütung und Früherkennung. Handbuch der Prävention. Berlin u.a.: Springer, 1997, S. 413- 422

GIELEN, A. C./ E. M. McDONALD: The PRECEDE- PROCEED Planning Model, in: K. Glanz u.a. (Hg.): Health Behavior and Health Education. San Francisco: Jossey- Bass, 1997

GLANZ, K./ B. RIMER: Theory at a Glance: A Guide for Health Promotion Practice. Online im Internet: URL: http://rex.nci.nih.gov/NCI_Pub_Interface/Theory_at_glance/PP_Part_3_cont.html [Stand: 23.8.2007]

GREEN, L. W. U. M. W. KREUTER: Health Promotion Planning. An Educational and Environmental Approach. Mountain View u.a.: Mayfield, 1991

HURRELMANN, K.: Gesundheitssoziologie. Eine Einführung in sozialwissenschaftliche Theorien von Krankheitsprävention und Gesundheitsförderung. Weinheim/ München: Juventa, 2000

HURRELMANN, K. U. U. LAASER: Entwicklung und Perspektiven der Gesundheitswissenschaften, in: Dies. (Hg.): Handbuch Gesundheitswissenschaften. Weinheim/ München: Juventa, 2003, S. 17- 45

KAHL, H. u.a.: Inanspruchnahme von Früherkennungsuntersuchungen und Maßnahmen zur Gesundheitsförderung, in: Gesundheitswesen 61(1999)Sonderheft 2, S. S163- S168

LAASER, U./ K. HURRELMANN: Gesundheitsförderung und Krankheitsprävention, in: Dies. (Hg.): Handbuch Gesundheitswissenschaften. Weinheim/ München: Juventa, 2003, S. 395- 424

NATIONAL CANCER INSTITUTE: Theory at a Glance. A Guide for Health Promotion Practice. Bethesda: National Cancer Institute, 1995

RANSDELL, L. B.: Using the PRECEDE- PROCEED Model to Increase Productivity in Health Education Faculty, in: The International Electronic Journal of Health Education, 4/ 2001, S. 276- 282

SIGGEMANN, P.: Was ist Gesundheitspflege/ Gesundheitsförderung? in: Kellnhauser, E. u.a. (Hg.): Thiemes Pflege: entdecken, erleben, verstehen - professionell handeln. Stuttgart/ New York: Thieme, 2000, S. 713- 724

THIELE, G. U. U. HOFMANN: Gesundheitsökonomie und –politik. Studienbrief 6: Analyse der Pflegemärkte. Studienbrief der Hamburger Fern- Hochschule, 2005

UICC (Hg.): Prävention von Krebs. Aktueller Stand und wirksame Strategien. Kornwestheim u.a.: Zuckschwerdt, 2006

WALLER, H.: Gesundheitswissenschaft. Studienbrief 6: Handlungsmethoden (1) – Gesundheitsförderung. Studienbrief der Hamburger Fern- Hochschule, o.J. [ca. 2002]

WALLER, H.: Gesundheitswissenschaft. Studienbrief 8: Handlungsmethoden (3) - Beratung, Bildung, Selbsthilfe. Studienbrief der Hamburger Fern- Hochschule, o.J. [ca. 2002a]

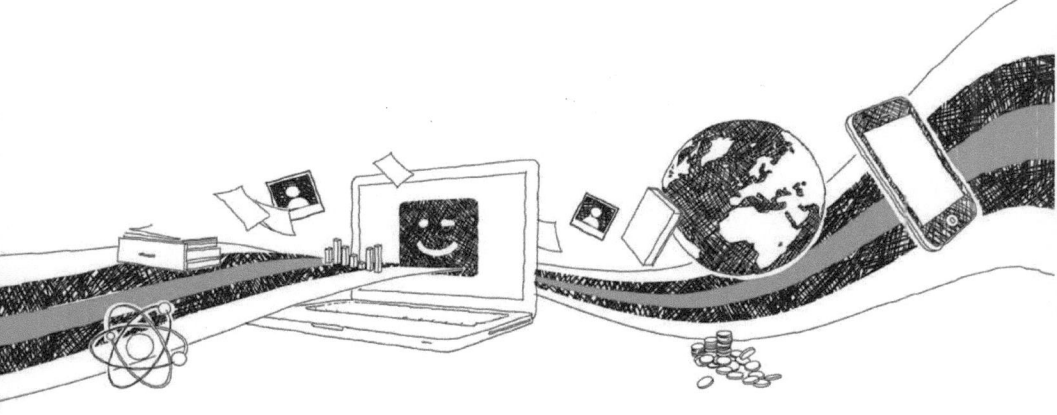
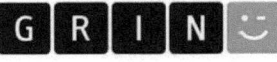